# QUATRE OBSERVATIONS

DE

# CHIRURGIE ORTHOPÉDIQUE

## DU MEMBRE INFÉRIEUR

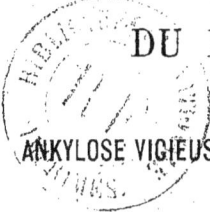

ANKYLOSE VICIEUSE DE LA HANCHE CONSÉCUTIVE A UNE COXALGIE
GENU-VALGUM DOUBLE
PIED BOT VARUS-ÉQUIN BILATÉRAL ACQUIS
PIED BOT VARUS-ÉQUIN GAUCHE CONGÉNITAL

## Par le Docteur L. MONNIER

Chirurgien de l'Hôpital Saint-Joseph (Service des Enfants).

Communication à la *Société de Médecine et de Chirurgie Pratiques*

SÉANCE DU 11 OCTOBRE 1894

CLERMONT (OISE)

IMPRIMERIE DAIX FRÈRES

3, PLACE SAINT-ANDRÉ, 3

1894

# DU MÊME AUTEUR :

**Note pour servir à l'histoire des hémorrhagies et des œdèmes dans le cours des lésions des centres nerveux,** en collaboration avec M. le D^r RAYMOND, médecin des hôpitaux.— *Gaz. méd. de Paris,* 1882.

**Luxation congénitale des deux fémurs.** — *Bull. Soc. anat.,* sc. 3 févr. 1882.

**Athérome de l'artère pulmonaire.**— *Bull. Soc. anat.,* sc. 3 févr. 1882.

**Végétations de la muqueuse uréthrale.** — *Bull. Soc. anat.,* sc. 3 févr. 1882.

**Persistance du trou de Botal chez un adulte.** — *Bull. Soc. anat.,* sc. 3 févr. 1882.

**Corps étranger de l'œsophage ; œsophagotomie externe. Mort.**— *Bull. Soc. anat.,* sc. de juillet 1883.

**Tumeur de la paroi thoracique du creux axillaire** (probablement une varice lymphatique), en collaboration avec M. Mercier. — *Revue des maladies de l'enfance,* p. 456, 1883.

**De l'Ostéotomie cunéiforme et linéaire,** en collaboration avec M. DE SAINT-GERMAIN, chirurgien de l'hôpital des Enfants-Malades.— *Revue des maladies de l'enfance,* p. 572, 1883.

**Large anthrax de la région dorsale.** Fusée purulente dans le canal rachidien et infection purulente. Mort. — *Gaz. méd. de Paris,* p. 279, 1884.

**Invagination intestinale.** — *Bull. Soc. anat.,* sc. 16 nov. 1883, et *Revue des maladies de l'enfance,* p. 127, 1884.

**Cephalématome situé sous le cuir chevelu et d'un volume énorme.** — **Hémophilie. Guérison.** — *Revue des maladies de l'enfance,* p. 125, 1884.

**Calcul vésical ; Taille hypogastrique. Guérison.** —*Ibid.,* p. 128, 1884.

**Une rectification à propos de l'observation de la prétendue varice lymphatique de la paroi thoracique,** publiée en 1883 et qui était une tumeur maligne. — *Ibid.,* p. 282, 1884.

**Subluxation en haut et en dehors du métatarse gauche.** — *Gaz. méd. de Paris,* p. 40, 1885.

**Note à propos de deux observations pour montrer l'importance, au point de vue de l'intervention chirurgicale, des lésions viscérales.** — *Gaz. méd. de Paris,* p. 472, 1885.

**Quelques considérations sur le traitement des luxations de l'astragale,** à propos d'un fait de ce genre. — *Gaz. méd. de Paris,* p. 616, 1885.

**Du redressement manuel dans les déviations rachitiques du membre inférieur,** en collaboration avec MM. Vallin et Mercier.— *Revue des maladies de l'enfance,* p. 19 et 55, 1885.

**Physiologie chirurgicale du membre inférieur.** — Thèses de Paris, 1886.

**Calcul volumineux de l'urèthre, chez un homme, extrait par les voies naturelles.**— *Bull. Soc. médico-pratique,* p. 126, 1887.

**Pied bot équin par rétraction des gastrocnémiens et impotence du membre inférieur gauche, consécutif à un phlegmon diffus.** — **Massage, faradisation. Guérison.** — *Bull. Soc. médecine pratique,* nov. 1888.

**Rétraction des muscles adducteurs du bras gauche, à la suite d'une luxation de l'épaule.** — **Electrisation et Massage. Guérison.** — *Ibid.,* nov. 1888.

# QUATRE OBSERVATIONS

DE

# CHIRURGIE ORTHOPÉDIQUE

## DU MEMBRE INFÉRIEUR

ANKYLOSE VICIEUSE DE LA HANCHE CONSÉCUTIVE A UNE COXALGIE

GENU-VALGUM DOUBLE

PIED BOT VARUS-ÉQUIN BILATÉRAL ACQUIS

PIED BOT VARUS-ÉQUIN GAUCHE CONGÉNITAL

### Par le Dr L. MONNIER

Chirurgien de l'Hôpital Saint-Joseph (Service des Enfants)

Nous avons l'honneur de présenter à la Société de médecine et de chirurgie pratiques quatre observations qui, sans sortir du cadre de la chirurgie orthopédique journalière, comportent certains enseignements qui les rendent intéressantes.

Obs. I. *Ankylose vicieuse de la hanche gauche consécutive à une coxalgie ; ostéotomie sous-trochantérienne ; guérison.* — Ch. Alexis, 13 ans, entre le 25 février 1893 salle St-Joseph n° 6. — Mère bien portante ; père atteint de bronchite chronique ; frère mort de méningite à 5 ans. A eu des convulsions vers l'âge de 6 ans, et quelques mois après éprouve les premiers symptômes d'une coxalgie gauche avec douleurs dans le genou, aussi s'attarda-t-on à traiter le genou par des bains et l'immobilisation pendant 10 ou 15 mois. A cette époque il fut enfin mis dans une gouttière, puis soumis à l'extension continue, le tout pendant plus de deux ans.

Dans quel état fut-il envoyé à Berck à ce moment-là ? nous l'ignorons. Ce qu'il y a de certain, c'est qu'après onze mois de séjour au bord de la mer, il revint à Paris dans l'attitude où nous le trouvons lors de son entrée dans le service, car tout traitement fut cessé à cette époque. Depuis une quinzaine il souffre un peu dans la hanche ; c'est uniquement ce qui incite les parents à conduire l'enfant à un chirurgien et nullement l'infirmité dont celui-ci est atteint.

*Etat actuel.* — Enfant vigoureux, d'une bonne musculature ; déshabillé et placé debout de profil, il a l'attitude que représente la figure 1, dessinée d'après nature.

La cuisse est fléchie sur le bassin ; il en résulte, d'une part, une ensellure très marquée ; d'autre part, un équinisme fonctionnel nécessaire pour maintenir la stabilité : en effet, la figure annexe montre que si l'on supplée à l'inégalité de longueur par une épaisse brique, le pied se met aisément à angle droit.

L'absence d'équinisme réel s'explique ici par ce fait que la jam-

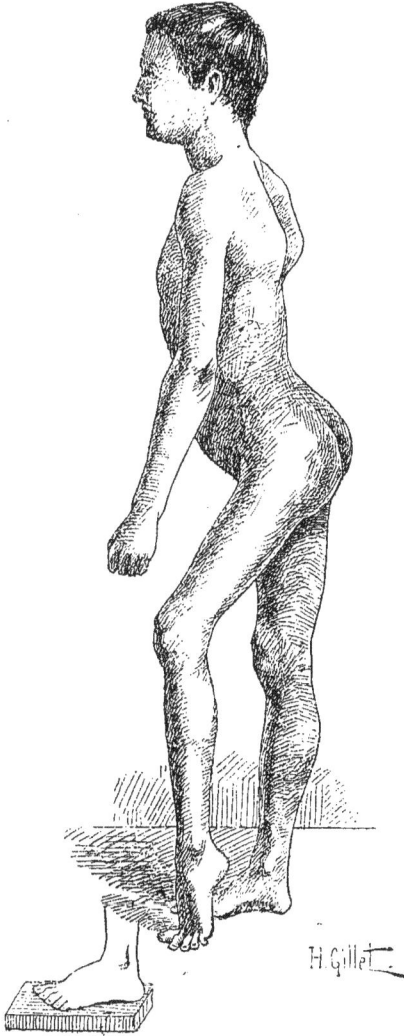

Fig. 1.— Ankylose angulaire de la hanche avant l'opération
(dessin d'après nature).

be est tellement courte que la marche est impossible sans béquille, malgré l'abaissement considérable du bassin de ce côté.

La cuisse et la fesse sont atrophiées, le mollet lui-même est moins gros. Le membre, dans son ensemble, est en adduction modérée.

En faisant coucher le malade, on constate que le fémur est complètement ankylosé à angle droit sur le bassin : dans cette attitude l'ensellure disparaît. La pression détermine une certaine douleur dans la fosse iliaque externe où se trouve la tête fémorale luxée. Le membre inférieur gauche s'est notablement moins développé que son congénère, car, en additionnant la longueur du fémur et celle du tibia, on trouve une différence de 6 à 7 c. Quelques badigeonnages de teinture d'iode et le repos au lit pendant 6 semaines firent disparaître la légère poussée articulaire qui s'était faite, mais, pour des raisons extra-médicales, l'opération de l'ostéotomie ne fut pratiquée qu'au bout de deux mois.

4 mai. — Anesthésie. — Lavages antiseptiques habituels. — Incision longitudinale de 4 à 5 cent. sur la face externe et au-dessous du trochanter, jusqu'au périoste : décollement à la rugine de celui-ci ; application transversale, au-dessous du trochanter, de l'ostéotome de Mac Ewen. L'os est dur et épais, et, sans le coussin de sable sur lequel s'appuie bien le membre, l'instrument aurait pénétré très difficilement. La section linéaire et transversale étant effectuée aux trois quarts, une puissante pression rompt l'os avec bruit. Le membre est placé aisément en excellente situation ; le fragment supérieur fait une légère saillie à l'aine. — Lavages au sublimé au millième, drain, suture : pansement iodoformé.—Appareil plâtré entourant la cuisse et la ceinture, consolidé, pendant la dessiccation par une attelle en bois : extension continue avec un poids de 1 kilog. — Le raccourcissement n'est plus que de 5 à 6 cent.

18 mai. — Après l'opération, pendant un jour ou deux, souffrances très supportables, siégeant surtout dans le genou : pas la moindre fièvre.—Fenêtre dans le plâtre au niveau de l'aine, afin de surveiller le fragment supérieur : pas d'empâtement inflammatoire, saillie modérée. Un tampon de ouate, fixé avec une bande, le refoule en arrière.

1er juin. — Ablation du plâtre et du pansement. — Pas de suppuration : drain et suture sont enlevés : crayon d'iodoforme dans le trajet du drain. Même appareil plâtré.

3 juin. — Deuxième ablation du plâtre : cal suffisamment solide pour permettre à l'enfant de soulever sa jambe au-dessus du plan du lit et de se tenir un instant debout en excellente position. — Plâtre et extension continue.

4 juillet. — Il y a 15 jours, on lui a enlevé tout appareil et aujourd'hui la marche est permise avec des béquilles.

13 juillet. — Marche avec une canne, assez aisément ; simple

engourdissement dans le genou. — Raccourcissement vrai de 5 à 6 centimètres. Le résultat obtenu après l'opération s'est donc maintenu. — Exeat.

Revu en octobre, il est tel que nous le représente la figure 2. En

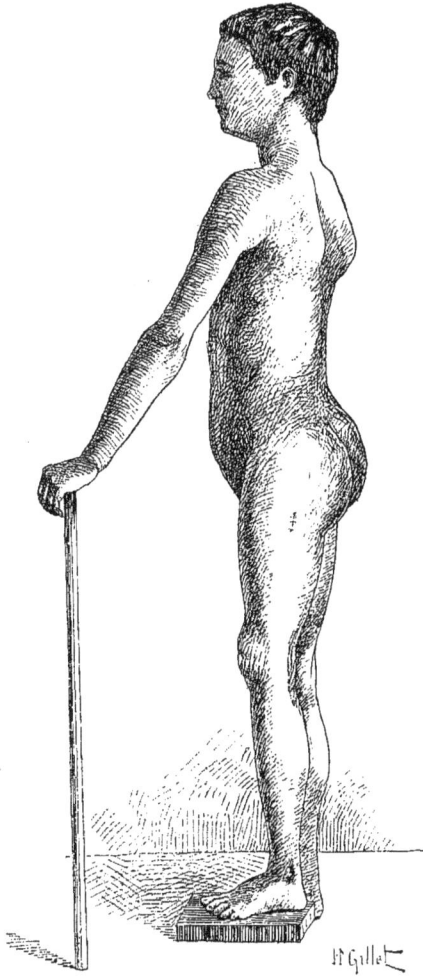

Fig. 2. — Ankylose angulaire de la hanche redressée par l'ostéoto- mie sous-trochantérienne (dessin d'après nature).

corrigeant par une brique l'inégalité de longueur, comme le fait pendant la marche une semelle en liège, on voit combien satisfai- sante est la nouvelle attitude. L'ensellure est fort atténuée, la direction du fémur permet à la jambe de se placer parallèlement à l'autre : tout le membre a pris un réel développement musculaire. L'enfant marche avec une canne deux heures sans fatigue, quoique boitant, car, par suite de la négligence des parents, une chaussure appropriée n'a pas été faite. Celle-ci rendra la déambulation encore plus satisfaisante.

Le résultat est en somme aussi parfait que possible chez ce jeune garçon, et ce fait prouve l'innocuité de l'ostéotomie linéaire ainsi que son efficacité. Cette opération nous paraît, chez ces coxalgiques vicieusement ankylosés, bien supérieure à l'ostéotomie du col, à la résection de la tête fémorale ou à la désinsertion de cette tête d'avec ses rapports dans la fosse iliaque. Ces diverses interventions se font en effet en plein foyer d'évolution tuberculeuse, ancienne c'est vrai, mais pouvant reparaître sous le choc toujours intense du ciseau et les violences des ruptures manuelles des adhérences. Supérieure aussi, selon nous, est l'ostéotomie sous-trochantérienne à l'ostéoclasie, car il nous semble bien difficile de limiter la puissance de l'ostéoclaste à une région si étroite et de ne pas ébranler en même temps les jetées osseuses ankylosantes.

Enfin, et c'est par là que nous terminerons nos réflexions, c'est par un défaut de soins que la hanche malade s'est consolidée en position vicieuse, ce qui a nécessité une opération subséquente. Il y a donc obligation absolue pour le médecin à n'abandonner ces malades à eux-mêmes qu'après avoir constaté une ankylose complète en situation rectiligne.

Obs. II. — *Genu-valgum double : ostéotomie sus-condylienne, Guérison.* — Mont. (Adolphe), 15 ans 1/2, apprenti bijoutier, entre le 26 août 1893, salle Saint-Joseph n° 4. N'a commencé à marcher que vers 4 ans et a toujours conservé un certain écartement des malléoles : néanmoins ce n'est que depuis trois ans que cette anomalie s'est accentuée, s'accompagnant d'une croissance considérable du corps.

*Actuellement,* ce jeune homme, grand et maigre, présente un genu-valgum bilatéral extrêmement accentué, comme on peut en juger par la figure 3 : en effet, la distance entre les deux malléoles, les condyles internes du fémur se touchant, est de 18 cent. 1/2 : la flèche de l'angle femoro-tibial est de 58 millimètres des deux côtés.

Cette disposition des membres inférieurs a déterminé une attitude vicieuse des pieds que la gravure ne rend pas dans toute son accentuation : ceux-ci sont en valgus et rotation externe, et, la marche se faisant surtout sur le bord interne, les semelles des souliers sont presque exclusivement usées de ce côté.

Ses genoux sont disgracieux : outre le volume disproportionné des condyles internes, les tubérosités correspondantes des tibias sont énormes ; la rotule est saillante : enfin les fémurs ont une exagération très marquée de la courbure normale à convexité externe.

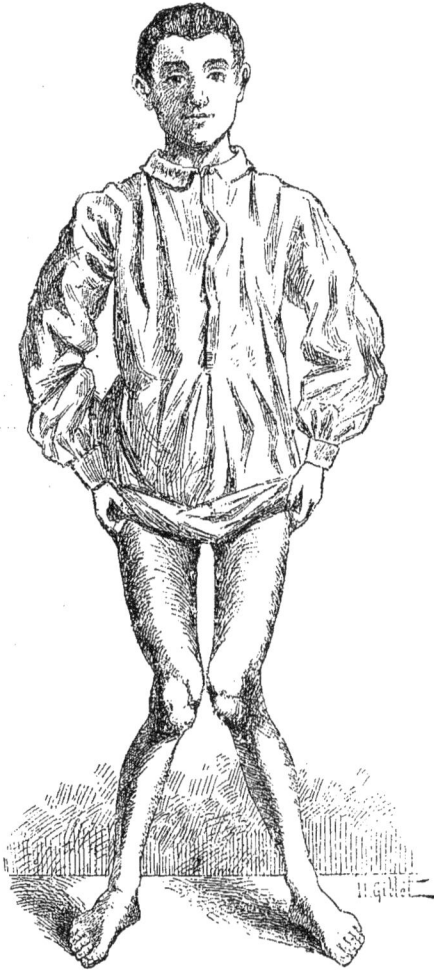

Fig. 3. — Genu-valgum bilatéral (dessin d'après nature.)

5 septembre.—Anesthésie. Lavages antiseptiques du genou gauche : tentative inutile d'ostéoclasie manuelle : fémur bien appuyé par son bord externe sur un coussin de sable. Incision longitudinale sus-condylienne interne de 2 à 3 cent. allant jusqu'à l'os : introduction longitudinale de l'ostéotome de Mac Ewen, que l'on fait

ensuite pivoter transversalement : à coups de maillet de gaïac, il doit être enfoncé à 25 ou 30 millimètres pour qu'une pression vigoureuse brise la lamelle osseuse restant encore. — Lavages antiseptiques avec du sublimé au millième ; petit drain, suture ; pansement iodoformé. Appareil plâtré, avec attelle externe pendant la dessiccation.

30 septembre. — Ni douleurs, ni réaction après l'opération. Ablation du plâtre et du pansement : drain et fils sont enlevés. La frac-

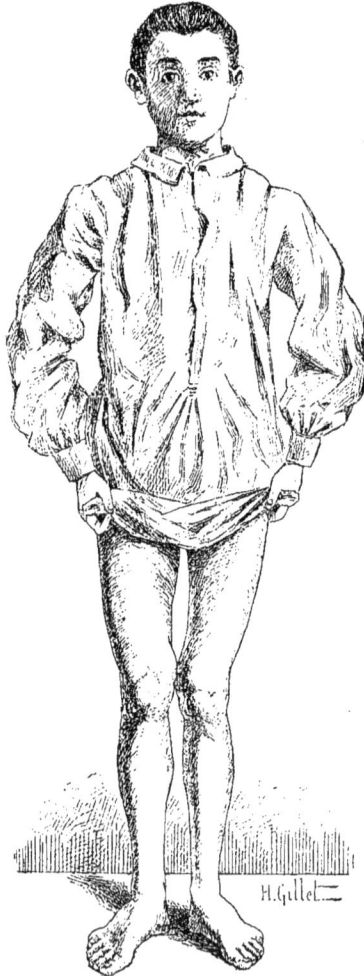

Fig. 4. — Genu-valgum bilatéral redressé par une ostéotomie linéaire sus-condylienne (dessin d'après nature).

ture est déjà solide : mouvement du genou facile jusqu'à 45°. Même appareil plâtré.

3 octobre. — Ostéotomie droite par le même procédé, après tentative d'ostéoclasie manuelle. L'ostéotome doit pénétrer à 3 cent. Les deux malléoles sont à 15 ou 20 millimètres l'une de l'autre. — Appareil plâtré.

13 octobre. — Pas plus de réaction qu'après la première opération. On commence la mobilisation du genou gauche redressé depuis 37 jours. Simple attelle, car le malade ne remue pas dans son lit.

23 octobre. — Ablation du plâtre et du pansement à droite : réunion parfaite, et déjà consolidation.

2 novembre. — On commmence la mobilisation de ce côté. Simple attelle.

20 novembre. — La marche est permise avec des béquilles.

4 décembre. — Les béquilles ont été supprimées au bout d'une dizaine de jours : la démarche est correcte, car les jambes sont droites, ainsi que l'on peut en juger par la figure 4, et les genoux fonctionnent très bien grâce au massage et à la mobilisation méthodique précoce qui a été pratiquée. L'attitude est très satisfaisante : les malléoles sont à 3 cent. l'une de l'autre quand les condyles internes sont au contact, ce qui tient à leur volume considérable : les genoux ont perdu leur aspect disgracieux et les pieds se posent bien à plat.

Nous ne pouvons nous empêcher d'insister sur la bénignité de l'ostéotomie pratiquée suivant la méthode antiseptique : ces deux opérations sont absolument passées inaperçues pour le malade qui n'a pas souffert et dont les genoux ont retrouvé en quelques jours leur souplesse habituelle. Sans doute, l'ostéoclasie instrumentale est une méthode non sanglante, mais combien plus brutale. Presque toujours les raideurs articulaires sont persistantes par suite de l'épanchement synovial que le traumatisme produit.

Obs. III. *Varus équin griffe-pied-creux bilatéral, consécutif à une paralysie infantile. — Ténotomies multiples et massage forcé.— Guérison.* — Cor. (Roseline), 11 ans ; entre salle Sainte-Berthe n° 1 le 19 mars 1894. — Est venue au monde à terme, très forte et bien constituée. Quelques manifestations strumeuses dans l'enfance ; pas de convulsions, parfois des vomissements bilieux. A l'âge de 6 ans, sans causes connues, elle marche « de travers », suivant l'expression des parents : quelques mois après, elle est atteinte d'une influenza particulièrement intense pendant trois jours durant lesquels elle aurait eu des « grimaces nerveuses ». Au sortir de cette maladie les pieds étaient infiniment plus déviés et cette déviation a augmenté, malgré le port d'appareils à tuteurs latéraux, remontant au-dessus du genou, pendant 18 mois.

*Etat actuel.* — Fillette de taille au-dessous de la moyenne, d'assez bon teint, mais chétive ; l'intelligence comme le corps est peu développée. Debout, elle a une enselture très marquée : les cuisses

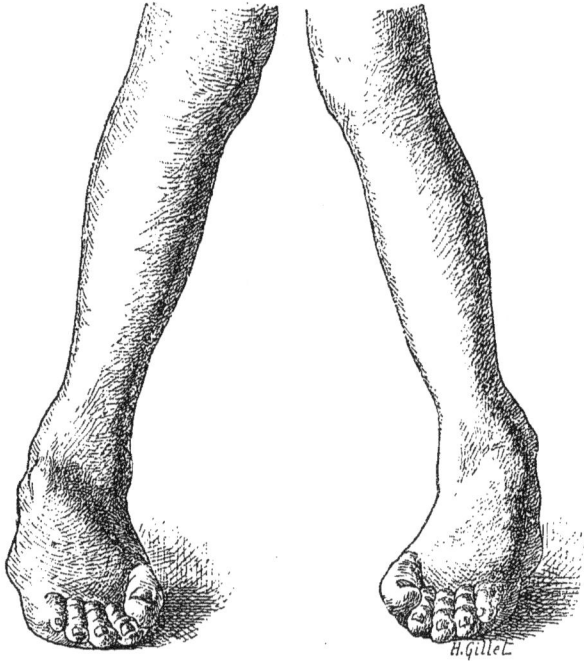

Fig. 5. — Varus équins consécutifs à une paralysie infantile. — Avant l'opération (dessin d'après un moulage.)

fléchies sur le bassin et en adduction, les jambes fléchies sur les cuisses et en abduction. Ces deux segments sont maigres, surtout les inférieurs ; enfin les pieds sont très déformés, ainsi qu'en font preuve les fig. 5 et 6. Ils ne reposent que sur l'extrémité antérieure des métatarsiens : c'est à peine si un ou deux des petits orteils touchent un peu le sol ; quant au gros, il en est à un centimètre et demi environ, et, comme le remarque Duchenne, (de Boulogne), plus l'enfant s'efforce d'appuyer sur le sol avec les orteils, plus elle les en éloigne, plus ceux-ci se luxent sur les métatarsiens, plus leur direction se rapproche de la verticale par rapport à ces métatarsiens, plus enfin l'équinisme se prononce. Cette disposition se voit très bien sur la figure 6.

L'arrière-pied (tarse et scaphoïde, et un peu le cuboïde) a une direction voisine de la verticale, formant ainsi un angle presque droit avec l'arrière-pied. L'astragale se dessine sous forme d'une saillie considérable nettement sensible, principalement sur le pied droit ; enfin, le tendon d'Achille est fortement tendu ; il en résulte un élargissement notable du diamètre antéro-postérieur du cou-de-pied. C'est également par la fig. 6 que l'on juge bien de

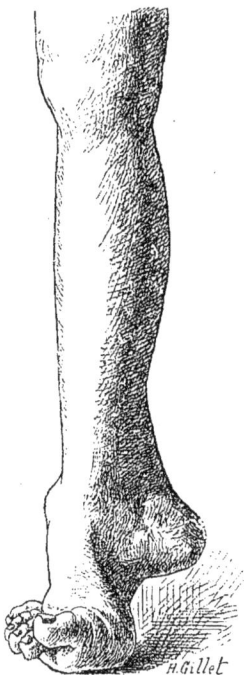

Fig. 6. — Varus-équin, vu de profil (d'après un moulage.)

ces déformations. La marche, fort disgracieuse naturellement, se fait en sautillant, mais elle peut se prolonger une demi heure environ sans grandes douleurs.

20 mars. — Lavages antiseptiques. — Bande d'Esmarch. — Ténotomie de l'aponévrose plantaire, sur le bord interne du pied, faite presque à ciel ouvert, car le bistouri a un peu trop entamé la peau ; massage forcé ; diminution notable de l'enroulement de l'avant-pied, et réintégration partielle de l'astragale dans la mortaise. — Ténotomie du tendon d'Achille : massage forcé ; le pied est porté à l'angle droit : 3 centimètres environ séparent les bouts du tendon divisé. — Ténotomie de l'extenseur propre du gros orteil et du tendon de l'extenseur commun allant au petit : redressement et réduction de la luxation de ces orteils sur le métatarsien. — Enfin, ténotomie du long fléchisseur propre du gros orteil. Mas-

sage forcé de tous les orteils. — Pansement antiseptique : appareil plâtré; ablation de la bande d'Esmarch : pied en élévation.

24 mars. — Douleurs modérées pendant les 4 ou 5 heures qui ont suivi l'opération. — Apyrexie, excepté un soir, où il y a eu 38°2 : il a suffi, le lendemain, de desserrer la bande maintenant le plâtre, et comprimant trop le membre. — Aujourd'hui nous pratiquons exactement la même opération sur le pied gauche : réintégration plus difficile de l'astragale dans la mortaise ; il y a près de 3 c. 1/2 d'écartement entre les bouts séparés du tendon d'Achille.

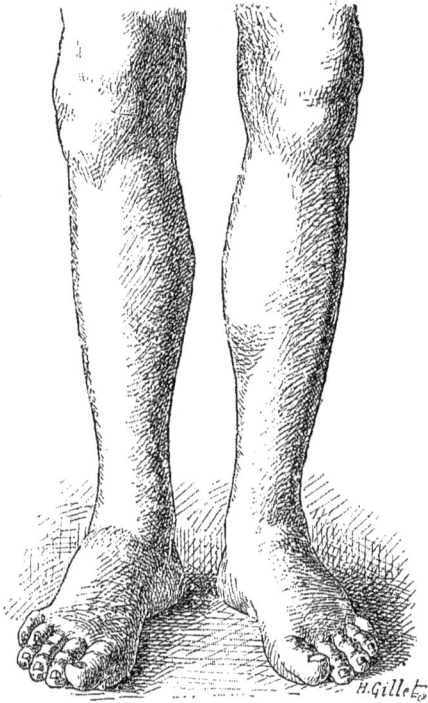

Fig. 7.— Varus-équins, après le traitement, (d'après un moulage).

7 avril. — A très peu souffert après l'opération. Un seul soir 38°2. — Ablation des plâtres : tendons d'Achille parfaitement réparés ; attitude satisfaisante surtout à droite. Massage assez vigoureux de tout le pied des deux côtés : douleurs vives. On remet les plâtres.

16. — Massage énergique tous les deux jours : bains de temps à autre.

5 mai. —Au massage redresseur des pieds on ajoute celui des jambes, des cuisses et des lombes ; des appareils à tuteurs laté-

raux, s'arrêtant au-dessous du genou, avec semelle portant une articulation qui empêche l'extension d'aller au delà de l'angle droit, sont appliqués.

9. — Ces jours-ci premiers essais de marche ; les appareils de nuit étant placés dans des souliers appropriés : les pieds reposent bien à plat, ainsi que le prouve la fig. 7, qui montre en même temps le remarquable résultat obtenu : pas de douleurs dans ces jointures si fort malmenées en apparence par le massage forcé.

Les orteils posent sur le sol, quand la fillette le veut, hormis le premier et le cinquième qui en sont encore à quelques millimètres ; les saillies astragaliennes ont disparu, le pied reste seulement cambré. L'enfant se tient droite : la flexion des cuisses n'existe plus ; l'ensellure persiste, quoique atténuée.

Dans les mois suivants cet état s'améliore encore et en septembre dernier une lettre nous apprenait que le succès était complet.

Il est difficile de voir un exemple plus complet de cette conformation vicieuse du pied que Duchenne (de Boulogne) a figuré et décrit sous le nom de *griffe-pied-creux*, aussi nous permettrons-nous de vous en rappeler la génèse et d'en déduire les conséquences pratiques.

Cet éminent physiologiste a montré que : 1° les interosseux fléchissent les premières phalanges des orteils en même temps qu'ils étendent les deux dernières ; 2° les muscles adducteur et court fléchisseur du gros orteil sont également fléchisseurs de la première phalange et extenseurs de la deuxième. En somme ces deux groupes de muscles sont synergiques, voyons leurs antagonistes. Ce sont : 1° les muscles long extenseur des orteils, pédieux et extenseur du gros orteil, qui étendent la première phalange ; 2° les muscles long et court fléchisseurs communs des orteils qui fléchissent les 3es et les 2es phalanges.

Or dans la paralysie infantile tous les muscles de la jambe sont plus ou moins frappés, mais les plus puissants conservent une tonicité plus grande, et, quand la période de rétraction est arrivée, se retirent d'une façon plus manifeste. Qu'en résulte-t-il ? C'est que leur action est mise en évidence à un degré exagéré, pathologique ; or ici les muscles du second groupe sont infiniment plus puissants que ceux du premier, ils deviennent donc prédominants ; de là l'extension de la première phalange qui peut devenir perpendiculaire sur le métatarsien et la flexion de la 2e et de la 3e au point que souvent les malades sont plantigrades : notre fillette ne touchait le sol que par un point très limité de la pulpe des orteils ; l'ensemble forme la griffe.

Mais ce n'est pas tout : en se relevant, la première phalange abaisse la tête du métatarsien : les deux extrémités de l'arcade plantaire se trouvent rapprochées : à la longue l'aponévrose plantaire se rétracte : le nom de pied creux est donc bien légitime.

Poursuivons l'étude des déformations : le triceps sural, le plus fort des muscles du mollet, l'emportant sur les extenseurs, détermine par sa rétraction l'ascension du calcaneum et produit l'équinisme ; enfin, le varus est dû à l'action prédominante du jambier antérieur, muscle *fléchisseur-adducteur*, par suite de la paralysie des interosseux : ces derniers, en effet, comme l'a démontré Duchenne, en fixant la première phalange, permettent au long extenseur des orteils, muscle *fléchisseur-abducteur*, de contrebalancer l'action du jambier antérieur ; or, que les interosseux n'agissent plus, immédiatement on voit le long extenseur des orteils presque complètement annihilé : de là l'adduction du pied, de là le varus en un mot.

Les détails dans lesquels nous sommes entré montrent sur quels points doit porter successivement le ténotome : aponévrose plantaire, tendon d'Achille, extenseur propre du gros orteil, tendon de l'extenseur commun allant au petit orteil, enfin tendon du long fléchisseur propre du gros orteil. C'est ce que nous avons fait, car il nous semble que l'électrisation ainsi que la préconisait Duchenne, devait avoir en pareil cas des succès bien aléatoires. Mais d'un autre côté ce serait une erreur de croire que l'on peut toujours, lors de telles déformations, réintégrer l'astragale dans la mortaise, l'observation IV et celles publiées par nous, en 1892 et 1893, prouvent qu'assez fréquemment c'est impossible et qu'il faut avoir recours à l'opération sanglante : résection partielle ou totale de l'astragale.

La facilité relative avec laquelle nous avons obtenu la correction des difformités, chez cette fillette, par des ténotomies multiples et le massage manuel forcé nous fait préférer cette méthode à celle décrite par notre distingué confrère de Lyon, le D<sup>r</sup> Delore, dans le numéro de mai 1893, de la *Revue ortho-pédique*. Les résultats qu'il a publiés sont certainement très beaux, mais ils les doit à l'action extrêmement puissante d'un appareil, le *tarsoclaste*. C'est assez dire que ce traitement n'est pas à la portée de tous les chirurgiens, et, d'un autre côté, l'énorme pression que subit le dos du pied, nous semble plus dangereuse que la plaie infime laissée par le ténotome bien aseptisé, ou même que l'incision, plus longue, nécessaire pour réséquer tout ou partie de l'astragale, quand les règles de l'antisepsie sont rigoureusement observées.

OBS. IV. *Varus équin congénital récidivé. Résection du tubercule astragalien externe (opération de Nélaton).— Guérison.* — Lav. (Hector), entre salle Saint Joseph, n° 10, le 9 mars 1893. Est né avec deux pieds bots varus équins : opéré par la ténotomie 6 semaines après la naissance ; a porté des appareils pendant 7 ans.

Peu à peu le pied gauche a pris l'attitude vicieuse qu'il a aujourd'hui, tout en permettant la marche sans douleurs.

*État actuel.* — Ainsi qu'on peut en juger par les moulages que nous vous présentons, ce qui prédomine c'est l'enroulement du pied et sa rotation en dedans ; il en résulte que l'enfant marche sur le bord externe, ce qui a amené une énorme bourse séreuse au niveau de l'extrémité postérieure du cinquième métatarsien. Au-dessous de la mortaise tibio-péronière est une saillie, modérée à la vérité, formée par la tête de l'astragale ; enfin le talon ne touche le sol que par le quart externe de sa face plantaire. Lorsqu'on essaie de redresser le pied, on est arrêté par l'aponévrose plantaire d'une part et le tendon d'Achille d'autre part.

28 mars. — Chloroformisation. Antisepsie rigoureuse. Bande d'Esmarch. Ténotomie sous-cutanée de l'aponévrose plantaire ; massage forcé. L'enroulement est corrigé assez bien, mais la rotation interne persiste : il semble évident que l'astragale met obstacle au redressement. Incision sur la saillie astragalienne comme pour l'astragalectomie totale, et dénudation de cet osselet : ablation avec le bistouri à os de plusieurs tranches de la facette externe de cet os où existe manifestement une petite saillie : réintégration passable, mais avec d'assez puissants efforts de l'astragale dans la mortaise. — Enfin ténotomie du tendon d'Achille et nouveau redressement forcé. — Somme toute, attitude satisfaisante.— Ablation de la bourse séreuse du bord externe. — Lavages antiseptiques, sutures, petit drain : pansements à l'iodoforme et au sublimé. — Appareil plâtré maintenant le pied dans le résultat acquis.

Douleurs pendant 1 heure, assez vives pour arracher des cris à l'enfant : se calmant peu à peu et cessant au bout de 5 ou 6 heures. — Pas de fièvre.

16 avril. — Ablation du plâtre et du pansement ; pas une goutte de pus : réunion , pied en bonne position ; drain et sutures sont enlevés. On remet le plâtre.

18 mai.— Un appareil à marteau, à tuteurs latéraux pouvant se mettre dans un soulier, remplace le plâtre. — Massage tous les deux jours.

5 juin. — Le pied est réellement en situation normale. Ce second moulage le prouve : la plante du pied repose bien à plat : c'est à peine si la ligne de projection du bord interne du pied est incurvée. La volumineuse saillie formée par le durillon du bord externe du pied a disparu ; le cou-de-pied est normal, l'astragale n'y forme aucune saillie. Enfin les mouvements du pied existent : tout au plus y constate-t-on une certaine raideur que l'exercice fera disparaître.

S'il est une affection, où une méthode unique de traitement n'est pas légitime, c'est bien celle du pied bot. De même qu'il nous paraît absolument fâcheux pour le malade de vouloir redresser tous les pieds déformés par le tarsoclaste ou simplement les ténotomies ou l'opération de Phelps, de même nous pensons avec M. Nélaton, que l'on peut, dans un certain nombre de cas, ne pas recourir à l'ablation totale de l'astragale.

Comme celui-ci l'a montré dans la séance de la Société de Chirurgie du 29 janvier 1890, sur beaucoup d'astragales déformées de pieds bots varus équins, il existe à la face externe de cet os, une saillie osseuse qui, buttant sur le bord antérieur de la malléole externe, empêche la réintégration de l'astragale dans la mortaise et par là produit de l'équinisme. Il est donc indiqué de rechercher si la saillie existe et de l'enlever après avoir au préalable, bien entendu, sectionné le tendon d'Achille. Au surplus, si cela ne suffit pas, rien n'est plus simple que de pratiquer alors l'ablation totale de cet osselet puisque l'incision est la même. Mais nous le répétons, il est de bonne chirurgie, d'une chirurgie réellement conservatrice, de commencer par enlever la saillie du bord externe.

Nous avons pratiqué cette exérèse avec le bistouri à os parce que, chez cet enfant, l'osselet était encore en grande partie cartilagineux : sur un sujet plus âgé, c'est au ciseau qu'il faut avoir recours.

Nous avons prescrit à notre opéré de porter pendant longtemps un appareil à tuteurs latéraux, à marteau, c'est-à-dire avec une vis maintenant le pied à angle droit au point de vue de l'extension, mais lui permettant la flexion : c'est là une précaution indispensable si l'on ne veut voir la récidive se produire. En effet chez la presque totalité des pieds bots invétérés, les muscles extenseurs étant plus fortement atrophiés que leurs antagonistes, ceux-ci l'emportent et l'équin se reproduit en même temps que la rotation du pied en dedans. L'appareil maintenant le pied à angle droit permet aux extenseurs allongés de se raccourcir tout en exerçant leurs fonctions et par là même de devenir suffisamment robustes pour lutter avantageusement contre leurs antagonistes, l'équilibre entre les puissances motrices du pied se trouve ainsi reconstitué, au bout de plusieurs années il est vrai, et les récidives ne sont plus à craindre.

Telles sont, Messieurs, les quatre observations que nous avons cru devoir vous communiquer ensemble, car elles ont trait à la chirurgie orthopédique du membre inférieur : elles prouvent d'une part combien doivent être prolongés et soigneux les traitements des affections de ce segment du corps, d'autre part ce que l'on est en droit de tenter avec les moyens que nous donne la chirurgie moderne pour remédier à de si fâcheuses infirmités.

Clermont (Oise). — Imprimerie Daix frères, 3, place Saint-André.

# DU MÊME AUTEUR *(suite)* :

Vomissements incoercibles dus à un pseudo-étranglement par péritonite, guéris par les lavages de l'estomac. — *Bull. Soc. médico-pratique*, 12 nov. 1888.

Didactylie de la main gauche consécutive à une amputation des trois doigts médians. — *Bull. Soc. méd. et chirurg. pratiques*, p. 335, 1889.

Impotence des pelvi-trochantériens gauches, guéris par la faradisation et la marche méthodique. — *Rev. mens. des mal. de l'Enfance*, p. 73, 1889.

Kyste séreux de la grande lèvre chez une fillette de 6 ans. — Ablation. Guérison. — *Bull. Soc. anat.*, p. 469, 1890, et *Bull. Soc. médecine pratique*, p. 370, 1890.

Kyste synovial multiloculaire du poignet. — Ablation. Guérison. — *Bull. Soc. anat.*, p. 92, 1891.

Fibrome, d'origine épiploïque, libre dans la cavité abdominale.— *Ibid.*, p. 394, 1891.

Malformation congénitale rare de la main (Pouce bot). — *Bull. Soc. méd. pratique*, p. 505, 1891.

Péritonite tuberculeuse guérie par un lavage antiseptique. — *Rev. gén. de clin. et de thérap.*, p. 768, 1891.

Ankylose angulaire du genou ; résection cunéiforme. Guérison. — *France méd.*, p. 354, 1891.

Ostéite épiphysaire du col de fémur ; arthrite purulente ; mort par broncho-pneumonie infectieuse. — *France méd.*, p. 513, 1892.

Abcès multiples du foie et phlébite de la veine porte consécutive à une ulcération du cœcum.— *Bull. Soc. anat.*, p. 453, 1892.

Double calcul vésical volumineux, chez une femme : extraction après broiement. — *Rev. gén. clin et thérap.*, p. 715, 1892.

Double pied bot varus équin congénital : tarsectomie, ténotomie. Guérison. —*Ibid.*, p. 407, 1892.

Kyste multiloc. de l'Ovaire chez une fille de 14 ans 1/2. — Ovariotomie. Guérison. — *France méd.*, p. 337, 1893.

Tuberculose circonscrite du petit palmaire et du long fléchisseur propre du pouce. — *Bull. Soc. méd. et chir. prat.*, p. 154, 1893.

Hémiplégie et pied bot varus équin par paralysie infantile ; résection de l'astragale et appareils orthopédiques. — *Rev. mens. des mal. de l'Enfance*, p. 167, 1893, et *Bull. Soc. anat.*, p. 279, 1893.

Considérations sur l'ablation des petites lèvres à propos d'un kyste colloïde et d'une hypertrophie de ces organes. — *Bull. Soc. méd. et chir. prat.*, 9 févr. 1893.

Heureux effets du massage et de l'électrisation dans un cas de paralysie traumatique des fléchisseurs des doigts. — *Bull. Soc. médico-chir.*, 19 juin 1893.

Gangrène phéniquée de l'auriculaire : Amputation. Guérison.— *France méd.*, 13 janv. 1893.

Gangrène phéniquée de l'index gauche : Amputation. Guérison. — *Bull. Soc. méd. et chir. prat.*, p. 301, 1893.

Gangrène phéniquée de l'annulaire droit : Amputation. Guérison. — *Ibid.*, p. 83, 1894.

Résection itérative des côtes pour empyème pleural. — Guérison. *Gaz. hôpit.*, n° 17, 1894, et *Bull. Soc. anat.*, p. 138, 1894.

www.ingramcontent.com/pod-product-compliance
Lightning Source LLC
Chambersburg PA
CBHW050457210326

41520CB00019B/6243